Rajendra Diwakar
Mahendra Dwivedi

Enrolamento do Cordão Umbilical: Avaliação Sonográfica e Significado Clínico

Rajendra Diwakar
Mahendra Dwivedi

Enrolamento do Cordão Umbilical: Avaliação Sonográfica e Significado Clínico

ScienciaScripts

Imprint
Any brand names and product names mentioned in this book are subject to trademark, brand or patent protection and are trademarks or registered trademarks of their respective holders. The use of brand names, product names, common names, trade names, product descriptions etc. even without a particular marking in this work is in no way to be construed to mean that such names may be regarded as unrestricted in respect of trademark and brand protection legislation and could thus be used by anyone.

Cover image: www.ingimage.com

This book is a translation from the original published under ISBN 978-3-639-71609-2.

Publisher:
Sciencia Scripts
is a trademark of
Dodo Books Indian Ocean Ltd. and OmniScriptum S.R.L publishing group

120 High Road, East Finchley, London, N2 9ED, United Kingdom
Str. Armeneasca 28/1, office 1, Chisinau MD-2012, Republic of Moldova, Europe
Managing Directors: Ieva Konstantinova, Victoria Ursu
info@omniscriptum.com

Printed at: see last page
ISBN: 978-620-8-58438-2

ÍNDICE DE CONTEÚDOS

Resumo

O cordão umbilical (CU) é uma ligação vital entre o feto e a placenta. Constitui uma ligação estável à interface feto-materna. A combinação da estabilidade mecânica e da flexibilidade proporcionada pelo cordão umbilical permite a mobilidade fetal, que é essencial para o desenvolvimento fetal em geral e para o desenvolvimento neuromotor em particular. O conhecimento do desenvolvimento e da anatomia normais do cordão umbilical é importante para um diagnóstico e uma avaliação pré-natal precisos, uma vez que as suas anomalias podem estar associadas a anomalias fetais e a potenciais complicações durante a gravidez, o que pode ter implicações prognósticas importantes na morbilidade e mortalidade perinatais.

A avaliação do enrolamento do cordão umbilical tem ganho importância nas últimas décadas. Este artigo descreve resumidamente a embriologia e a anatomia do cordão umbilical, as caraterísticas do enrolamento, o índice de enrolamento do cordão umbilical (ICU) e o seu significado clínico. O nível de enrolamento pode ser determinado através da medição do índice de enrolamento do cordão umbilical (ICU), cuja altura adequada sugerida é entre as 22 e as 28 semanas de gestação, no final do segundo trimestre de gravidez.

Palavras-chave: Cordão umbilical, Índice de enrolamento umbilical, Cordão hipocoiled, Cordão hipercoiled, Anastomose de Hyrtl, Resultado perinatal, Sonografia,

Capítulo 1

Introdução

As várias anomalias do cordão umbilical e da placenta podem afetar a saúde vascular do feto. O conhecimento da aparência normal do cordão umbilical é necessário para o radiologista diagnosticar corretamente as condições patológicas. A US com Doppler é uma ferramenta fundamental para a avaliação e diagnóstico de anomalias vasculares do cordão umbilical [1]. Embora a taxa de deteção de anormalidades do cordão umbilical esteja aumentando constantemente com a melhoria da tecnologia de ultrassom, esta informação não tem exercido muito impacto sobre a gestão do trabalho de parto até à data [2]. As principais anormalidades do cordão umbilical incluem anormalidades do local de inserção do cordão (velamento e inserção marginal do cordão), cordão hiperenrolado e cordão nucal. Hasegawa et al [2] acreditam que a deteção pré-natal de anomalias do cordão umbilical deve reduzir o número de cesarianas de emergência e de morte fetal intra-uterina.

O cordão umbilical na ecografia é visualizado pela primeira vez às 8 semanas menstruais como uma estrutura reta e bastante espessa

(Fig.1 & 2). Nesta altura, o comprimento do CU é aproximadamente igual ao comprimento do tronco da coroa.

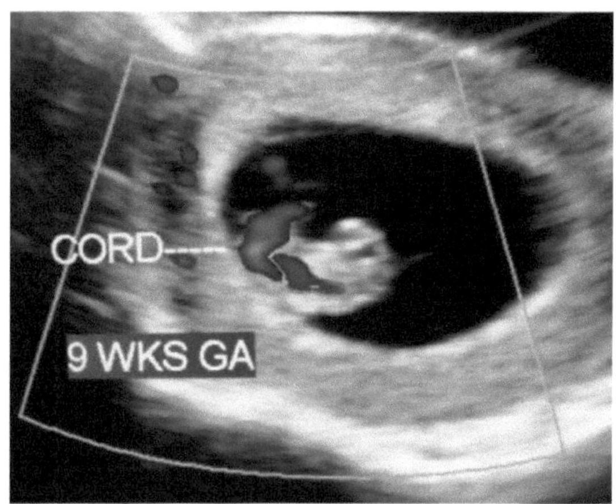

Fig.1: Cordão umbilical no início da gravidez

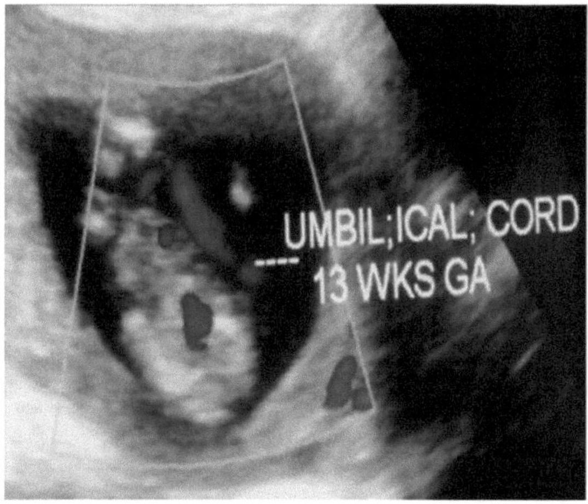

Fig.2: Cordão umbilical reto numa gravidez de 13 semanas

O enrolamento do CU pode ser observado a partir de 28 dias após a fertilização [3].

Enrolamento do colo do útero observado na 16ª semana de gravidez (Fig.3).

O cordão umbilical desenvolve até 40 voltas em espiral à medida que aumenta de comprimento durante a gestação, e pensa-se que este enrolamento se deve ao músculo helicoidal camadas dentro do cordão umbilical [4, 5].

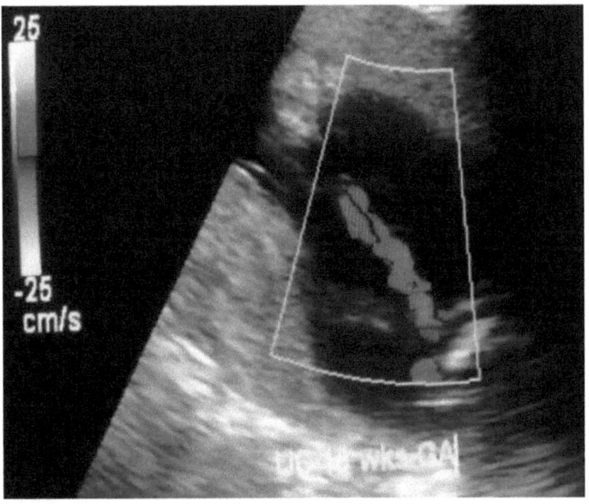

Fig.3: Enrolamento do cordão umbilical no início do segundo trimestre de gravidez

Nos mamíferos placentários, o cordão umbilical (também chamado cordão umbilical,[1] cordão de nascimento ou funiculus umbilicalis) é um canal entre o embrião ou feto em desenvolvimento e a placenta. Durante o desenvolvimento pré-natal, o cordão umbilical é fisiológica e geneticamente parte do feto e, nos seres humanos, contém normalmente duas artérias umbilicais e uma veia umbilical, enterradas na geleia de Wharton. A veia umbilical fornece ao feto sangue oxigenado e rico em nutrientes proveniente da placenta. O coração do feto bombeia sangue desoxigenado e pobre em nutrientes através das artérias umbilicais de volta para a placenta (os vasos são designados como artérias ou veias de acordo com a sua relação com o coração do feto e não com o conteúdo de oxigénio do sangue que transportam).

Capítulo 2

Embriologia do cordão umbilical [6,7]

A linha oval de reflexão entre o âmnio e o ectoderma embrionário (junção amnio-ectodérmica) é o anel umbilical primitivo. Na quinta semana de desenvolvimento, as seguintes estruturas passam através do anel (Fig.4) [6]:

1. O pedúnculo de ligação, que contém o alantoide e os vasos umbilicais constituídos por duas artérias e uma veia2. O pedúnculo vitelino (ducto vitelino) acompanhado dos vasos vitelinos e 3. O canal que liga as cavidades intra-embrionária e extra-embrionária.

O saco vitelino propriamente dito ocupa um espaço na cavidade coriónica e está ligado ao cordão umbilical pelo seu pedúnculo,

Durante o desenvolvimento posterior, a cavidade amniótica aumenta rapidamente à custa da cavidade coriónica e o âmnio começa a envolver os pedúnculos do saco vitelino e de ligação, aglomerando-os e dando origem ao cordão umbilical primitivo. O cordão contém o pedúnculo vitelino e os vasos umbilicais distalmente, e algumas alças intestinais e o remanescente do alantoide proximalmente [6].

No final do terceiro mês, o âmnio expande-se de tal forma que entra em contacto com o córion, obliterando a cavidade coriónica. A vesícula vitelina, então, geralmente encolhe e é gradualmente obliterada [6]

O cordão umbilical forma-se quando o pedúnculo corporal e o ducto omphalo-entericus, bem como o celoma umbilical, são envolvidos pelo âmnio em expansão entre a 4ª e a 8ª semana. Em seguida, as membranas da cavidade amniótica entram em contacto com as da cavidade coriónica e as duas camadas de mesoderme extra-embrionária que cobrem ambas as membranas fundem-se (Fig. 6) [7]. Com os movimentos de flexão do embrião, o âmnio circunda o pedúnculo corporal, o ducto omphalo-entericus e os vasos umbilicais, circunscrevendo assim os elementos do cordão umbilical [ver também livros de texto de Embriologia, www.embryology.ch].

Finalmente, apenas o pedúnculo corporal permanece com os seus vasos umbilicais (2 artérias, 1 veia), que estão rodeados por uma camada epitelial amniótica. O tecido conjuntivo do pedúnculo corporal e o âmnio (que provém do mesoblasto extra-embrionário) passam para um tecido conjuntivo comum do cordão umbilical, a chamada "geleia de Wharton", um tecido elástico e resistente que protege os vasos umbilicais de possíveis pressões mecânicas e dobras [7].

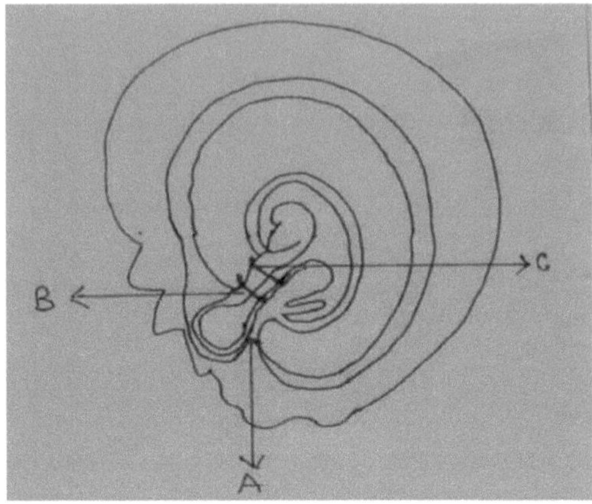

Fig.4: Formação do cordão umbilical por volta das 3,5 semanas

A. Caule do corpo B. Caule da vesícula umbilical C. Cordão umbilical

Nesta fase inicial, por volta das 7-8 semanas de idade pós-menstrual, o CU contém o pedúnculo corporal com os vasos umbilicais, bem como outras estruturas que mais tarde irão regredir e desaparecer completamente. Existem inicialmente quatro vasos umbilicais: duas artérias (UA) e duas veias (UV). Normalmente, a UV direita atrofia-se posteriormente, formando assim o habitual cordão umbilical de três vasos (Fig.5) [7].

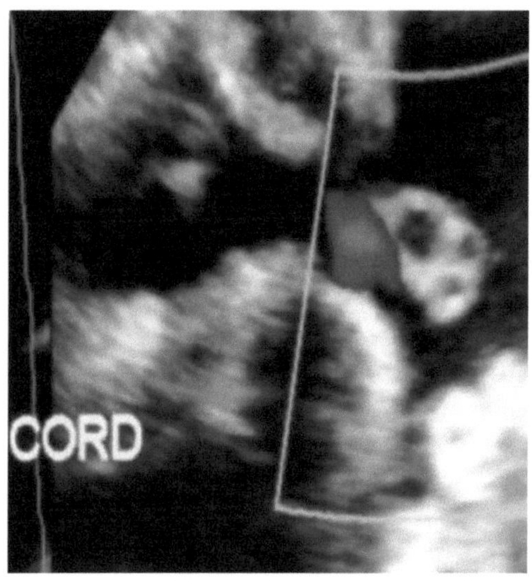

Fig.5: Cordão normal de 3 vasos

O desenvolvimento posterior promove tanto o alongamento como a redução de algumas estruturas [7].

Alongamento: A cavidade amniótica forma uma cobertura à volta do ducto omphalo-entericus e do pedúnculo corporal, que se alonga. O cordão umbilical recém-formado continua a alongar-se para permitir os movimentos fetais e enrola-se na cavidade amniótica.

Redução: Numerosos elementos degeneram no 3º mês.

- o ducto omphalo-entérico (pode permanecer sob a forma de um divertículo de Meckel)

- a vesícula umbilical do alantoide (é obliterada para formar o ligamento umbilical, situado medialmente no adulto)
- o sistema de circulação vitelina na região extra-embrionária.
- o celoma umbilical, que se aglomera e desaparece.

Apesar de ser extremamente flexível, o CU possui uma estabilidade mecânica que protege os seus vasos contra a compressão, a dobragem e a rutura.

Contribuições importantes para esta estabilidade são [7]:

- o A camada exterior do cordão umbilical é formada pelo âmnio (epitélio amniótico) e pela chamada geleia de Wharton, o tecido conjuntivo do UC com matriz extracelular. A geleia de Wharton, uma substância gelatinosa constituída maioritariamente por mucopolissacáridos, protege os vasos sanguíneos no seu interior.

- o Além disso, as fibras de colagénio estão dispostas concentricamente à volta dos vasos do cordão umbilical. A pressão local é assim amortecida e o perigo de oclusão dos vasos umbilicais, por exemplo, causado por movimentos normais do feto, é significativamente reduzido.

Desenvolvimento e composição do cordão umbilical

O umbigo forma-se na quinta semana de desenvolvimento, substituindo o saco vitelino como fonte de nutrientes para o embrião [8] .

O cordão não está diretamente ligado ao sistema circulatório da mãe, mas sim à placenta, que transfere materiais de e para o sangue materno sem permitir uma mistura direta. O comprimento do cordão umbilical é aproximadamente igual ao comprimento cabeça-nádega do feto durante toda a gravidez. O cordão umbilical de um recém-nascido de termo tem normalmente cerca de 50 centímetros de comprimento e cerca de 2 centímetros de diâmetro (Fig. 6 e 7). Este diâmetro diminui rapidamente no interior da placenta. A artéria umbilical completamente patente tem duas camadas principais: uma camada exterior constituída por células musculares lisas dispostas circularmente e uma camada interior que

apresenta células dispostas de forma bastante irregular e frouxa, embebidas em abundante substância triturada

As células musculares lisas da camada são pouco diferenciadas, contêm apenas alguns miofilamentos minúsculos e, portanto, não é provável que contribuam ativamente para o processo de encerramento pós-natal [3].

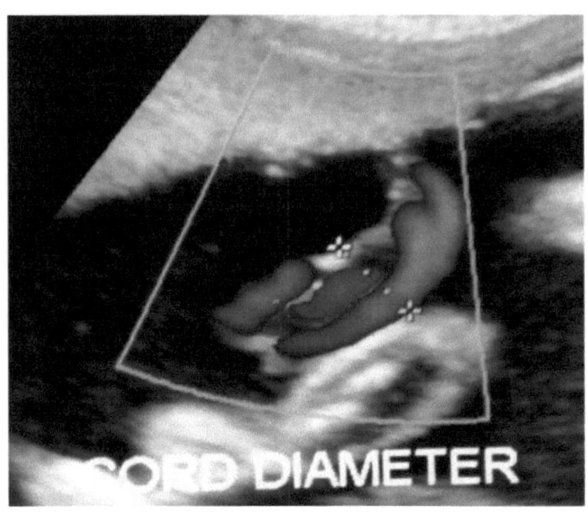

Fig.6: Diâmetro do cordão umbilical de 1,4 cm numa gravidez de 32 semanas associada a polihidrâmnios

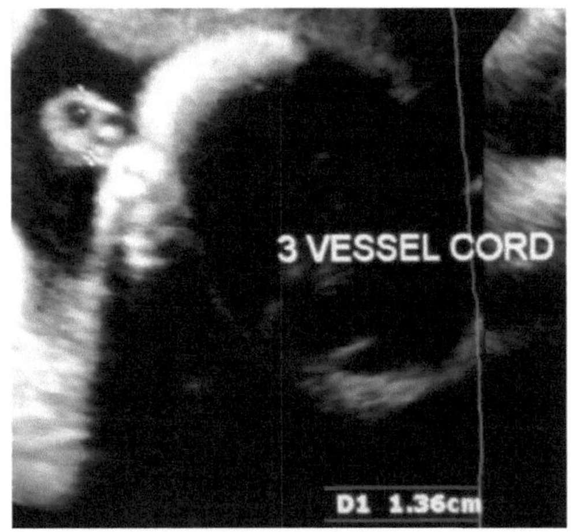

Fig.7: Cordão umbilical de 3 vasos com diâmetro da secção transversal de 1,36 cm numa gravidez de 28 semanas

O fluxo sanguíneo através do cordão umbilical é de aproximadamente 35 ml/minuto às 20 semanas e 240 ml/minuto às 40 semanas de gestação[9]. Adaptado ao peso do feto, este valor corresponde a 115 ml/minuto/kg às 20 semanas e 64 ml/minuto/kg às 40 semanas[9].

O fluxo sanguíneo através do cordão umbilical é de aproximadamente 35 ml/minuto às 20 semanas e 240 ml/minuto às 40 semanas de gestação[5]. Adaptado ao peso do feto, este valor corresponde a 115 ml/minuto/kg às 20 semanas e 64 ml/minuto/kg às 40 semanas[9].

Ocasionalmente, apenas dois vasos (uma veia e uma artéria) estão presentes no cordão umbilical. Esta situação está por vezes relacionada com anomalias fetais, mas também pode ocorrer sem problemas associados.

Ligação ao sistema circulatório fetal

O cordão umbilical entra no feto através do abdómen (Fig.8), no ponto que (após a separação) se tornará o umbigo. No interior do feto, a veia umbilical continua em direção à fissura transversa do fígado, onde se divide em duas. Um destes ramos junta-se à veia porta hepática (ligando-se ao seu ramo esquerdo), que transporta o sangue para o fígado. O segundo ramo (denominado ductus venosus) contorna o fígado e desemboca na veia cava inferior, que transporta o sangue em direção ao coração. As duas artérias umbilicais ramificam-se a partir das artérias ilíacas internas e passam de cada lado da bexiga urinária para o cordão umbilical (Fig. 9), completando o circuito de volta à placenta.

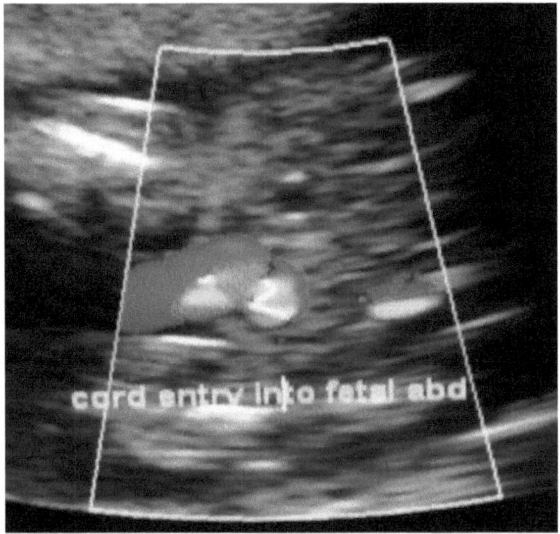

Fig.8: Entrada do cordão umbilical no abdómen fetal

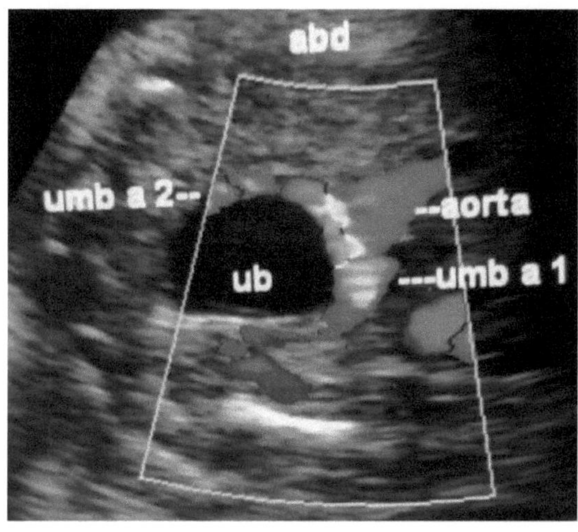

Fig.9: Duas artérias umbilicais de cada lado da bexiga urinária do feto que se juntam aos vasos ilíacos

Oclusão fisiológica pós-natal

Na ausência de intervenções externas, o cordão umbilical oclui fisiologicamente pouco depois do nascimento, o que se explica tanto por um inchaço e colapso da geleia de Wharton em resposta a uma redução da temperatura como pela vasoconstrição dos vasos sanguíneos por contração do músculo liso[10]. Na criança, a veia umbilical e o ducto venoso fecham e degeneram em restos fibrosos conhecidos como ligamento redondo do fígado e ligamento venoso, respetivamente. Parte de cada artéria umbilical fecha (degenerando no que é conhecido como ligamentos umbilicais mediais), enquanto as secções restantes são retidas como parte do sistema circulatório [11].

Capítulo 3

Anatomia do cordão umbilical

- O cordão umbilical e os tecidos que o constituem: uma camada exterior de âmnio, a gelatina de Wharton porosa, duas artérias umbilicais e uma veia umbilical, foram concebidos para proteger o fluxo sanguíneo para o feto durante uma gravidez de termo.

- A camada externa do âmnio pode regular a pressão dos fluidos no cordão umbilical e protege os vasos umbilicais das forças de tração. A proteção contra a compressão é, no entanto, ainda mais importante.
- A matriz extracelular da geleia de Wharton (por exemplo, proteoglicanos, ácido halurónico) é hidrofílica e tem uma consistência gelatinosa altamente viscosa [12] que impede a compressão dos vasos. O fluxo sanguíneo é regulado pelo músculo liso que rodeia as artérias e que está misturado com uma matriz extracelular de colagénio (ECM) [12 ,13] que está disposta concentricamente à volta dos vasos do cordão umbilical. A pressão local é assim amortecida e o perigo de oclusão dos vasos umbilicais, por exemplo, causado por movimentos fetais normais, é significativamente reduzido.

O cordão umbilical normal contém duas artérias umbilicais e uma veia em espiral em torno da gelatina de Wharton, uma substância viscosa presente no cordão. Muitos estudos sobre a gelatina, incluindo o de Raio et al [14], mostram o papel crucial desempenhado pela composição química da gelatina de Wharton no enrolamento do cordão, especialmente o papel de um composto chamado hialuronano. Acredita-se que o hialuronano auxilia no crescimento dos vasos umbilicais e no subsequente enrolamento. O papel dos factores genéticos e adquiridos, como os movimentos fetais, no enrolamento normal do cordão umbilical não pode ser subestimado.

O cordão umbilical começa a formar-se às 5 semanas de gestação e torna-se mais comprido até às 28 semanas de gravidez, até atingir um comprimento médio de 55 a 60 cm. O comprimento normal do cordão é de 50-60 cm. O comprimento varia num intervalo de 35-70 cm. Durante toda a gravidez, o comprimento total do cordão umbilical aumenta e, particularmente, no período final da gravidez, o comprimento do cordão umbilical aumenta todos os meses cerca de 3-6 cm [14,15].

O diâmetro do cordão é geralmente inferior a 2 cm [15, 16] .

Diâmetro da artéria umbilical:

- 1,2 +/- 0,4 mm às 16 semanas;

- 4,2 +/- 0,4 mm na gestação de termo

Diâmetro da veia umbilical:

- 2 +/- 0,6 mm às 16 semanas;

- 8,2 +/- 0,8 mm na gestação de termo

O diâmetro do cordão umbilical aumenta progressivamente até às 32 semanas, seguido de um patamar até ao final da gravidez devido à redução do teor de água da geleia de Wharton. Existe uma relação significativa entre o diâmetro do cordão umbilical, a área da secção transversal e a biometria fetal. A geleia de Wharton desempenha um papel metabolicamente ativo durante toda a gravidez [16]. Foram estabelecidos valores normais para o diâmetro e a área da secção transversal do CU para a idade gestacional [17].

Capítulo 4

Anastomose de Hyrtl

Ambas as artérias umbilicais são funcionalmente parte do mesmo segmento da circulação fetoplacentária. Elas compartilham uma estreita relação anatômica dentro da UC, seus lúmens sendo conectados pela anastomose de Hyrtl (Fig. 8, 9 & 10). Nomeada em homenagem a Joseph Hyrtl, que a descreveu pela primeira vez, esta anastomose intra-arterial está normalmente localizada nos últimos 3 cm do cordão umbilical antes de sua inserção placentária em quase 95% de todas as placentas e

serve para compensar as diferenças de pressão e volume na circulação placentária mais a jusante [18]. Este mecanismo de regulação da pressão parece ser particularmente importante durante as contracções uterinas. Se a anastomose não equalizar o fluxo sanguíneo entre as artérias, a placenta terá um tamanho assimétrico.

A hipertensão induzida pela gravidez altera a anatomia da anastomose de Hyrtl, que pode ser transversal ou formar um ângulo oblíquo com as artérias umbilicais [18,19].

A biometria do cordão umbilical, o índice de enrolamento e o exame da anastomose de Hyrtl não fazem atualmente parte do exame pré-natal de rotina do CU.

Se se suspeitar de uma artéria uterina única no primeiro trimestre, o diagnóstico deve ser confirmado numa fase posterior. A artéria uterina única existente compensa e o seu lúmen é normalmente maior do que o de um cordão de três vasos, com um rácio de diâmetro UA/UV < 2 (no cordão de três vasos UV/UA o rácio é >2). [19]. Aproximadamente um terço dos fetos com SUA têm anomalias estruturais e anomalias cromossómicas são encontradas em 10% [19, 20]. O SUA é considerado um marcador para o desenvolvimento de restrição de crescimento fetal e parto prematuro [20, 21].

Por volta da 7ª semana de gestação, uma das UVs inicialmente emparelhadas (normalmente a direita) está tipicamente atrofiada. A UV esquerda corre inicialmente dorsalmente no abdómen e junta-se ao sistema portal. Se a UV esquerda se atrofiar, a UV direita persiste (PRUV). A incidência é relatada como sendo de cerca de 0,5-3:1000[1, 22].

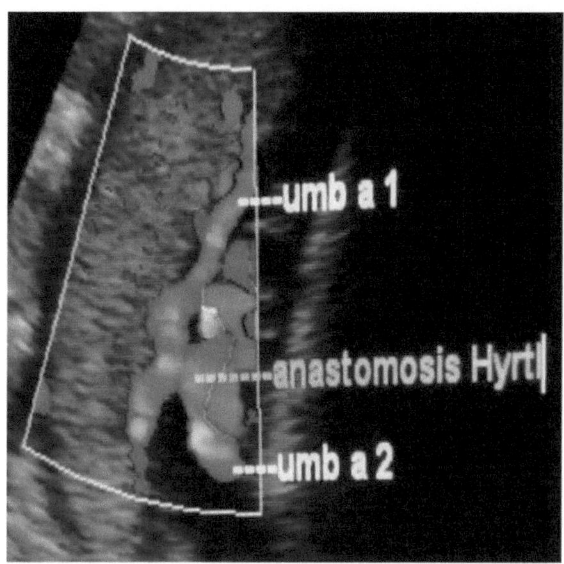

Fig.8: Duas artérias umbilicais perto da placenta unidas por anastomose transversal de Hyrtl em gravidez quase de termo

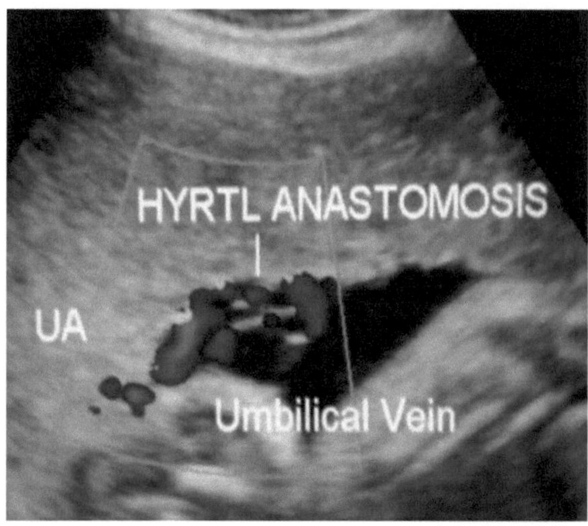

Fig.9: Anastomose de Hyrtl entre duas artérias umbilicais (azul) perto da ligação placentária do cordão umbilical, veia umbilical única (vermelho)

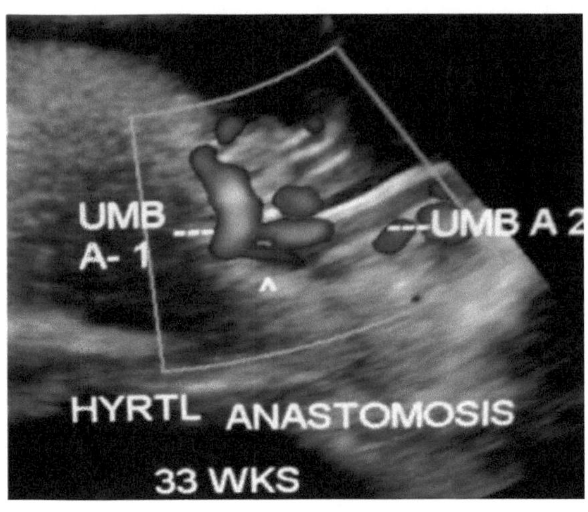

Fig.10: Anastomose transversal entre duas artérias umbilicais (^) numa gravidez de 33 semanas

Bhutia et al [23], em 167 espécimes, relataram que o vaso de conexão entre as duas UA (anastomose de Hyrtl) pode ser transversal ou formar um ângulo oblíquo com as artérias umbilicais na hipertensão induzida pela gravidez em comparação com indivíduos normotensos. Além disso, verificou-se que as placentas de indivíduos hipertensos eram pequenas se as artérias umbilicais estivessem ligadas por uma anastomose oblíqua.

A morfologia do CU apresenta alterações acentuadas consoante a idade gestacional. Isto é particularmente verdadeiro para o primeiro trimestre de gestação, no qual o vaso do CU muda rapidamente de uma aparência predominantemente paralela para a típica aparência torcida. É interessante que este tipo de maturação da morfologia do CU ocorre com outros eventos importantes, tais como a formação do espaço interviloso e o aparecimento de velocidades de fluxo Doppler diastólico dentro das artérias do CU [24].

A análise bioquímica demonstrou uma quantidade maior e uma distribuição diferente de hialuronano Wharton'sjelly nos cordões umbilicais com trissomia 21 em comparação com fetos saudáveis [14].

Capítulo 5

Enrolamento do cabo

O cordão umbilical, constituído por 3 vasos sanguíneos, tem a caraterística de ser enrolado em forma de parafuso. No início da gravidez, o cordão permanece não enrolado (Fig.11). A causa, o papel e o mecanismo do enrolamento do cordão umbilical ainda não foram elucidados; no entanto, foi demonstrado que o nível de enrolamento está associado a resultados perinatais adversos, como a morte fetal intra-uterina, a restrição do crescimento intrauterino e o sofrimento fetal durante o parto. Vários estudos relataram que o ICU anormal verificado no período pós-natal estava associado a resultados perinatais desfavoráveis [3,25,26,27]. O mecanismo pelo qual ocorre o enrolamento fisiológico ainda permanece indeterminado, especulando-se que possa estar relacionado à atividade fetal precoce e a fatores hemodinâmicos ou a outras questões anatômicas, como a presença do músculo de Roach [5,28].

Considera-se que a altura ideal para o estudo do enrolamento do cordão umbilical e da ICU é entre as 22 e 28 semanas de gestação (Fig. 12, 13 e 14).

O cordão hipocoagulado pode estar associado a uma inserção anormal do cordão umbilical, ou seja, cordão marginal ou velamentoso [29].

Normalmente, o cordão umbilical enrola-se para a esquerda. A predominância de torções no sentido anti-horário é o resultado de uma remada mais forte com o braço direito de um feto que já desenvolveu a lateralidade [30].

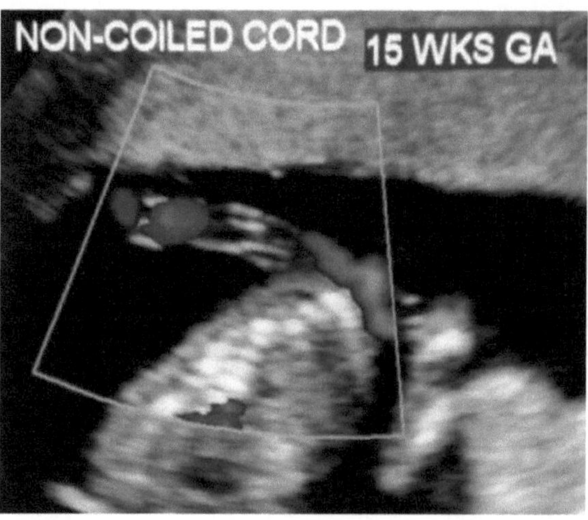

Fig.11: Não enrolamento do cordão umbilical na 15ª semana de gestação

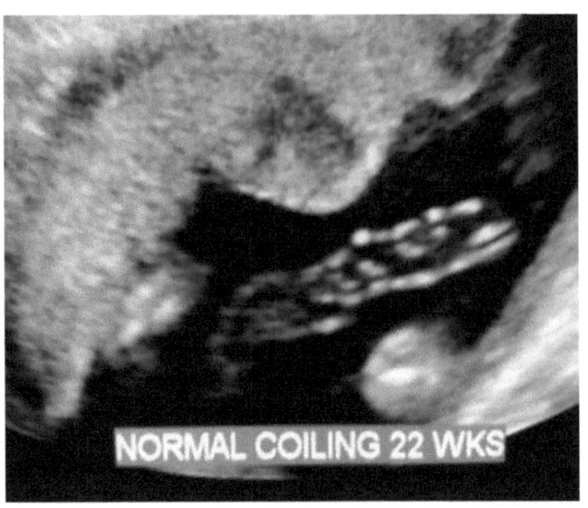

Fig.12: Enrolamento normal do cordão umbilical na 22ª semana de gestação

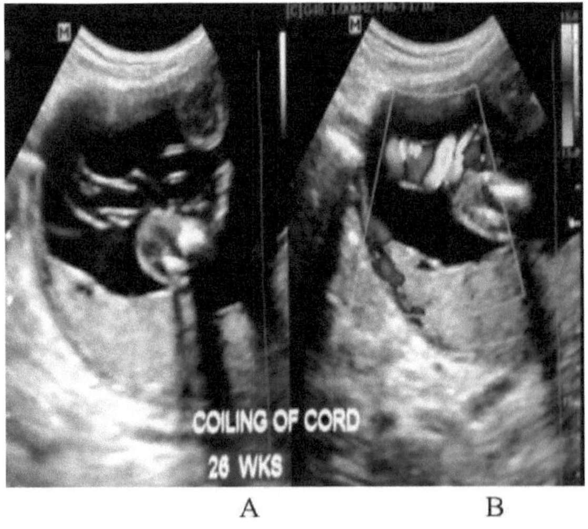

A B

Fig.13: Enrolamento do cordão umbilical em US 2-D (A) B & W; (B) Mapeamento de fluxo a cores

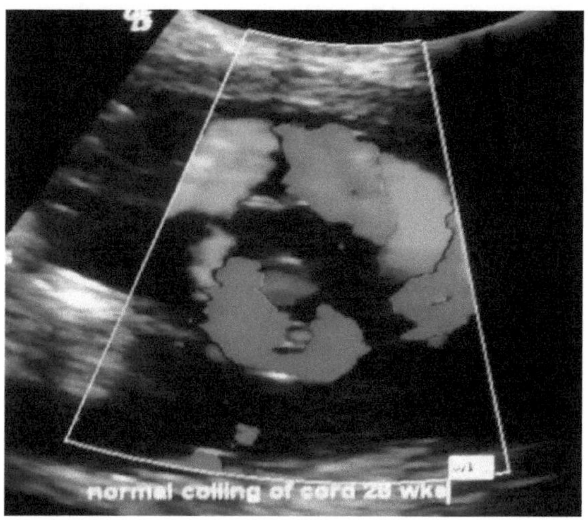

Fig.14: Enrolamento normal do cordão umbilical às 28 semanas de gestação

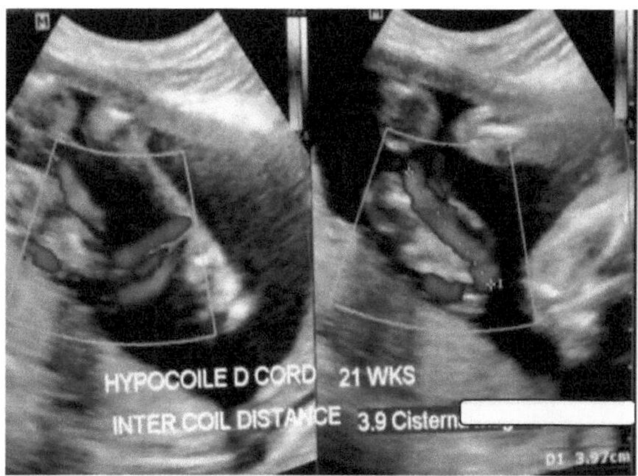

Fig.15: Cordão umbilical hipocoagulado na 21ª semana de gestação

O enrolamento normal do cordão umbilical é observado na gravidez de termo (Fig.16).

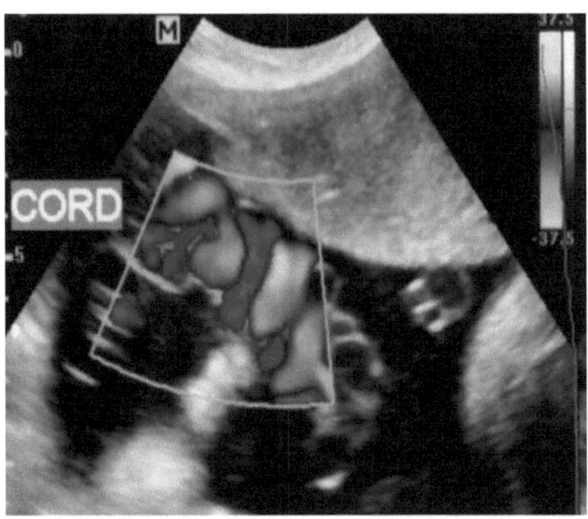

Fig.16: Enrolamento normal do cordão de 3 vasos em gravidez de termo associada a polihidrâmnios

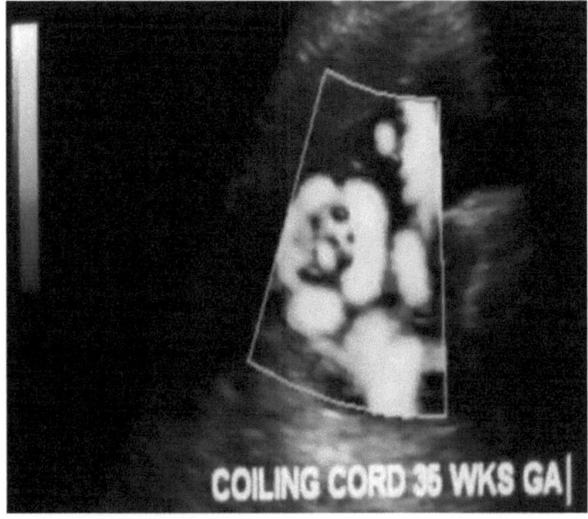

Fig.17: Enrolamento do cabo no Power Doppler

O enrolamento normal do cordão umbilical às 36 semanas de gestação é visto no power Doppler (Fig.17) e no recém-nascido imediatamente após o nascimento (Fig.18).

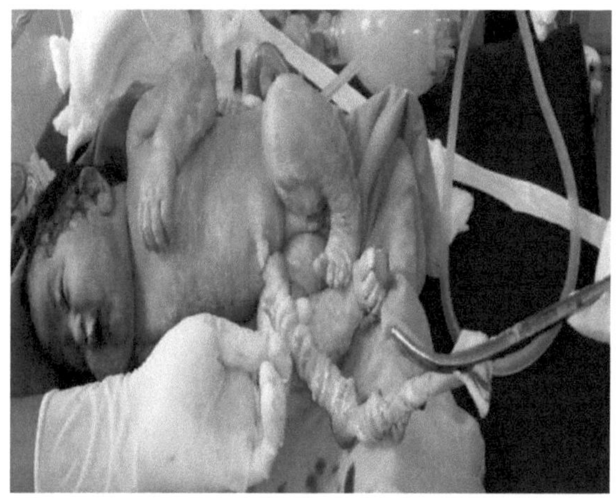

Fig.18: Enrolamento normal do cordão umbilical no recém-nascido

Estudos patológicos relataram que cordões não enrolados estão frequentemente presentes em certas condições, como aborto espontâneo, morte fetal inexplicada, aneuploidias, anomalias estruturais e sofrimento fetal. Por conseguinte, seria importante analisar a angioarquitectura durante a ecografia pré-natal. No entanto, não existe informação disponível sobre a incidência ecográfica de tais cordões umbilicais em gravidezes normais [31]. O cordão umbilical e os seus vasos sanguíneos vitais são a parte mais vulnerável da anatomia fetal. Acredita-se que o número total de espirais de um determinado cordão seja estabelecido no início da gestação [3, 32]. O padrão de enrolamento desenvolve-se durante o segundo e o terceiro trimestres, presumivelmente devido a enroscamentos no cordão, e o enrolamento muda à medida que a gravidez avança. Apesar da crença de que o enrolamento vascular umbilical ocorre no início da gestação, ainda não se sabe se esse enrolamento é um evento genético ou adquirido. Várias teorias têm sido propostas para explicar a torção do cordão umbilical, incluindo aquelas que interpretam a torção como inerente ao próprio cordão, e aquelas que explicam a torção como resultado da rotação ativa ou passiva do feto [33]. Independentemente de sua origem, o enrolamento umbilical parece conferir turgor à unidade umbilical, produzindo um cordão que é forte, mas flexível [34].

O papel do enrolamento do cordão umbilical não é claro, no entanto, pensa-se que desempenha um papel de proteção do CU contra pressões externas, tais como tensão, pressão, estiramento ou emaranhamento. O cordão umbilical enrolado actua como um órgão semieréctil que é mais resistente à torção, estiramento e compressão do que o não enrolado. Isto é referido como "balotamento interno espontâneo" e comparado com a ação de uma concertina [3].

Capítulo 6

Padrão de enrolamento [35]

Ernst et al [35] descreveram 4 padrões diferentes de enrolamento do cordão umbilical e, na análise do seu estudo (Fig.19), verificaram que o padrão mais comum foi o padrão em corda em 164 casos (52%) e o padrão ondulado em 82 casos (26%). Os padrões segmentado e ligado foram menos comuns, com 60 casos mostrando o padrão segmentado, e apenas 12 casos com o padrão ligado. Não houve diferença significativa na média de UCI ou no número de espirais por 10 cm de comprimento do cordão entre os padrões de corda, segmentado e ligado. No entanto, os cordões com o padrão ondulado tinham significativamente menos espirais por segmento de 10 cm de cordão [36].

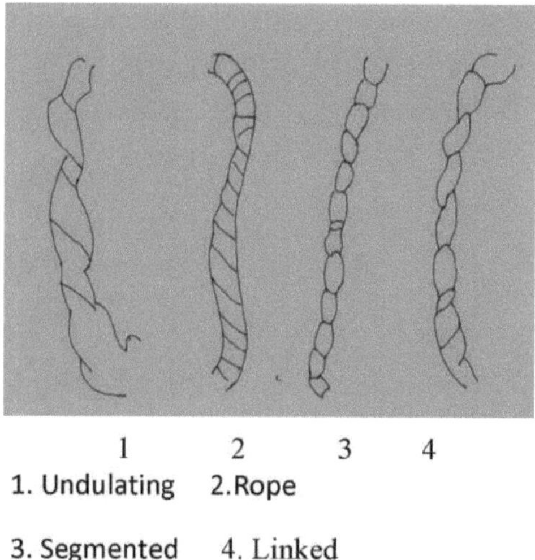

Fig. 19: Representação esquemática dos quatro padrões grosseiros de enrolamento do cordão umbilical .

Capítulo 7

Incidência

A incidência de cordas sem qualquer bobina foi relatada em 5% [26] e 4,9% por Rana et al [36]. A freqüência de cordas hiperenroladas foi relatada em até 21% [3,31].

Os trabalhadores encontraram maior incidência de intervenção cirúrgica por sofrimento fetal [34], parto prematuro, atraso de crescimento, oligohidrâmnio, coloração de mecónio [25], distúrbios da frequência cardíaca fetal [37] e pH baixo do cordão umbilical [26] entre os fetos com cordão umbilical hipocoagulado.

Capítulo 8

Doppler a cores do cordão umbilical

O mapeamento de fluxo a cores pode ser utilizado para melhorar a definição do cordão umbilical.

Moshiri et al [1] referiram que a US é um instrumento fundamental para a avaliação e o diagnóstico de anomalias vasculares do cordão umbilical, incluindo a US com Doppler tridimensional ou quadridimensional, que permite o acompanhamento por imagiologia em série da avaliação de condições que podem resultar em morte fetal.

Foi observado que a densidade de enrolamento não é similar em todos os segmentos do cordão umbilical (Fig.20). Foi encontrado um maior enrolamento na extremidade fetal em comparação com os segmentos placentário e médio [38].

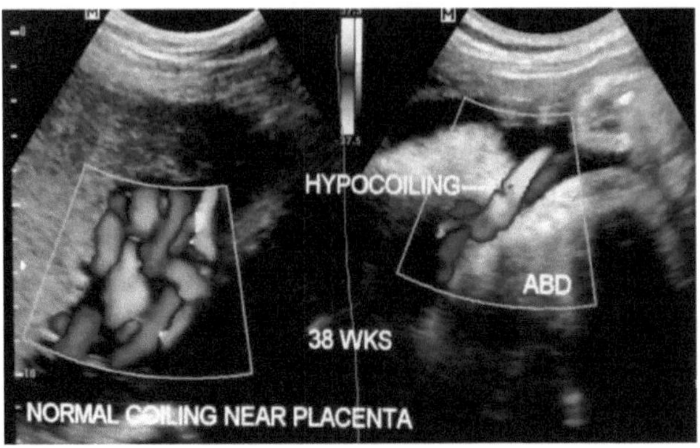

Fig.20: Enrolamento normal do cordão umbilical junto à placenta e hipocoagulação junto ao abdómen fetal na gravidez de 38 semanas

No entanto, foi relatada uma diferença entre o ICU pré-natal (ICUa) e o ICU ao nascimento (ICUb) [38], o que pode ser explicado por um erro ultrassonográfico na amostragem de diferentes segmentos do cordão umbilical com padrão de enrolamento discordante ou pela possibilidade de um ICU que evolui dinamicamente com o avanço da idade gestacional [39].

Acredita-se que o enrolamento anormal do cordão umbilical é um estado crónico estabelecido no início da gestação que pode ter efeitos crónicos (atraso no crescimento) e agudos (intolerância fetal ao parto e morte fetal) no bem-estar do feto. No entanto, a causa do enrolamento anormal do cordão umbilical permanece desconhecida na maioria dos casos [3].

O estudo conduzido por Narayan et al [40] mostrou que o diâmetro da veia umbilical aumenta, e as artérias umbilicais em espiral tornam-se menos enroladas com o avanço da gestação. A velocidade do fluxo da veia umbilical também aumenta com o avanço da gestação, sugerindo que os processos de desenvolvimento morfológico do cordão umbilical e o fluxo funcional através da placenta continuam a mudar durante o primeiro trimestre. O aUCI diminui com o avanço da gestação, até o nascimento [17]. Predanic et al [31], por exemplo, estimaram que o aUCI reduz em 50% a partir de 20 semanas de gestação até o UCI pós-natal. Este facto apoia a teoria de que o número de espirais no cordão umbilical é estabelecido numa fase muito precoce da gravidez e, à medida que o cordão se alonga com o avanço da gestação, o aUCI é reduzido. O cordão umbilical começa a enrolar-se por volta da 8ª semana de gestação, e postula-se que o número final de espirais é atingido por volta da 9ª semana de gestação [30]. O que faz com que o cordão umbilical se enrole em torno de si mesmo é incerto. Tendo em conta a ausência de concordância em gémeos monozigóticos, a natureza helicoidal do cordão é possivelmente controlada por factores que podem ser em parte genéticos e em parte ambientais. Por exemplo, a diabetes materna, a obesidade e a hipertensão estão associadas a cordões não enrolados [31, 32]. Houve uma maior proporção de cordões que pareciam estar hipocoilados às 12 semanas (13 vs. 6,5%) e uma menor proporção de cordões que estavam hipercoilados (31 vs. 38%), mas estas diferenças são relativamente pequenas numericamente e podem apenas refletir o processo de desenvolvimento[40].

Os estudos, com 20 semanas de gestação, sugeriram que os cordões hiperenrolados estão associados a maiores volumes e taxas de fluxo através das veias umbilicais [3,39]. Postulou-se que isso se devia ao aumento da pulsatilidade das artérias umbilicais vizinhas, que seria mais forte em cordões mais enrolados. Não conseguimos reproduzir este achado, mas descobrimos que os cordões com um aUCI mais baixo tinham velocidades de fluxo mais elevadas através das veias umbilicais. Acreditamos que isto é provavelmente explicado pelo facto de os cordões com menor aUCI tenderem a ser mais largos. Uma explicação alternativa poderia ser o facto de os cordões com menor aUCI tenderem a ser mais rectos, exercendo assim uma menor resistência ao fluxo sanguíneo venoso, levando a fluxos com maiores velocidades [39].

Capítulo 9

Índice de enrolamento umbilical (UCI)

A propriedade de enrolamento dos vasos do cordão umbilical foi descrita já em 1521 por Berengarius. Em 1954, o enrolamento umbilical foi quantificado pela primeira vez por Edmonds [33], que dividiu o número total de espirais pelo comprimento do cordão umbilical em centímetros e o chamou de "Índice de Torção". Ele atribuiu escores positivos e negativos para espirais no sentido horário e anti-horário, respetivamente. Mais tarde, Strong et al [25] simplificaram, eliminando estas pontuações direcionais e chamaram-lhe "Umbilical Coiling Index". Um enrolamento é definido como um curso espiral completo de 360° dos vasos umbilicais ao redor da geléia de Wharton. Um UCf anormal inclui tanto cordões hipocoilados (ou seja, cordões com UCI <10° percentil) quanto cordões hipercoilados (ou seja, cordões com UCI >90° percentil). [32]. O IU foi descrito pela primeira vez por Strong et al em 1994 [25].

Considera-se que as 22 a 28 semanas, que correspondem ao final do segundo trimestre de gravidez, são um momento adequado para a medição do ICU.

O índice de enrolamento do cordão umbilical é calculado pelo comprimento total do cordão em centímetros dividido pelo número total de espirais no cordão [41]. O índice de enrolamento do cordão umbilical foi relatado como sendo de cerca de 0,21 +/- 0,07 (SD) espirais por centímetro [41] (Fig. 21).

A hipercoilagem na gravidez de termo é vista na Fig.22.

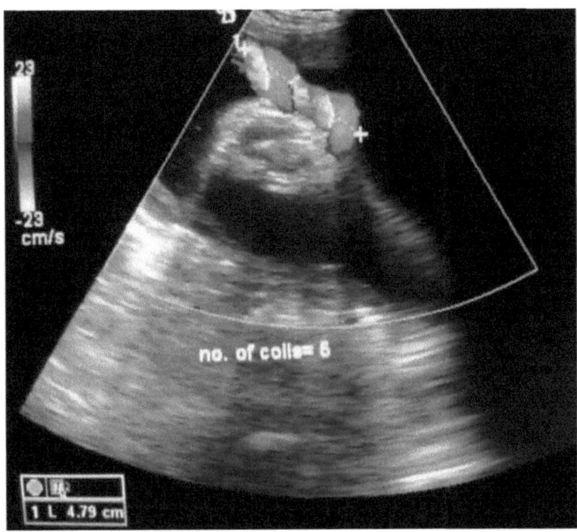

Fig.21: 5 espirais observadas no comprimento do cordão de 4,79 cm; UCI normal de 0,21 espirais/cm

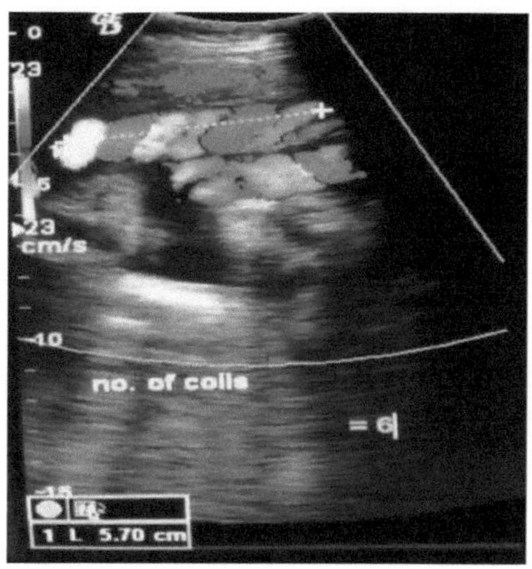

Fig.22: Hipercoilização de 0,95 espirais/cm em gravidez de termo

A flutuação do cordão umbilical no líquido amniótico é medida de acordo com o método sugerido por Degani et al [42]. Em duas espirais adjacentes, a distância da superfície externa da parede vascular à sua próxima torção é medida e calculada (UCI pré-natal = 1/ distância em centímetros) [42] (valores normais 0,13 a 0,21) (Fig. 23 e 24).

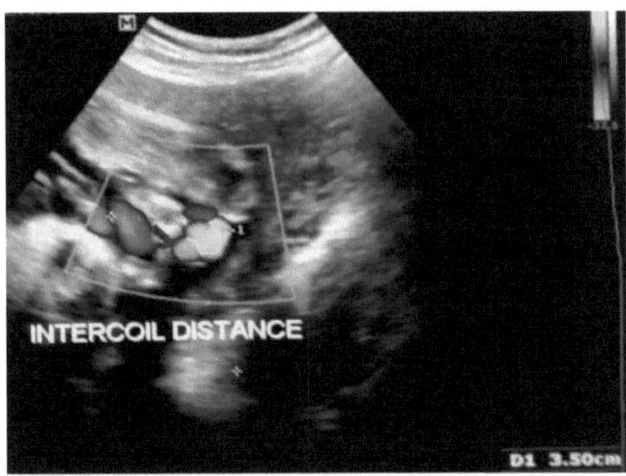

Fig.23: UCI normal de 0,3 no final do segundo trimestre de gravidez

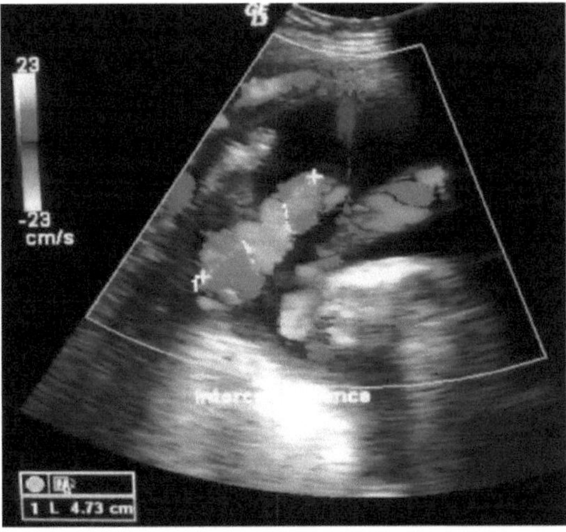

Fig.24: UCI normal de 0,21em 36 semanas de gestação

O índice de enrolamento do cordão umbilical foi relatado como sendo de cerca de 0,21 +/0,07 (SD) espirais por centímetro [41].

O UCI, baseado em estudos de Ercal et al [26], varia de 0,19 a 0,21.

UCI de 10th (0.17) a 90th percentil (0.37) é definido como cordão normocoiled. Um UCI inferior ao percentil 10 é um cordão hipocoiled (Fig. 25 e 26) e o cordão hipercoiled com UCI superior ao percentil 90 [43] (Fig. 27).

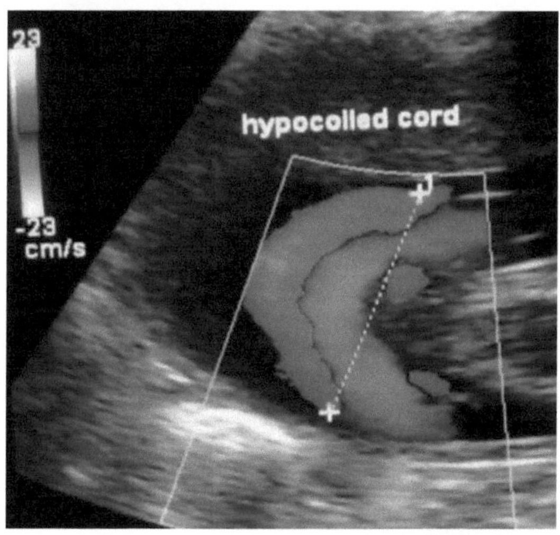

Fig.25: Um segmento longo de cordão hipocoagulado às 34 semanas de gravidez

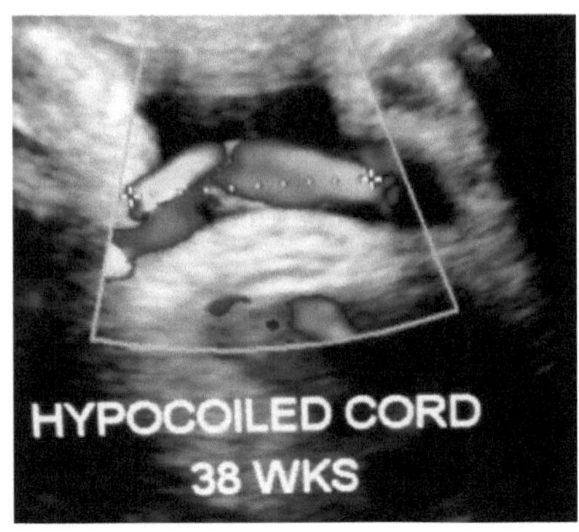

Fig.26. Cordão umbilical hipocoagulado com UCI de 0,1 em 38 semanas de gestação

Mittal et al estudo em 200 mulheres grávidas com

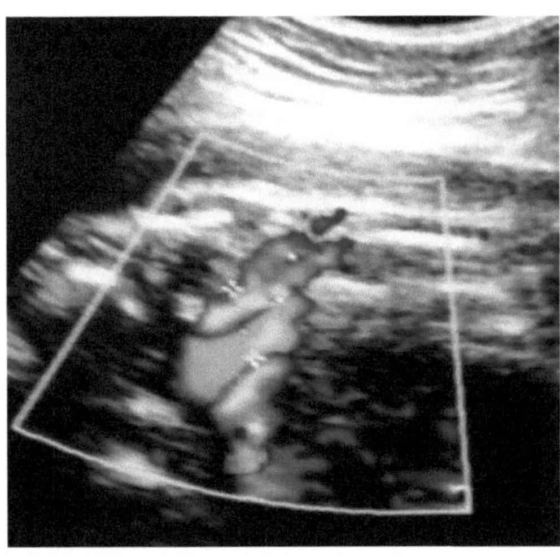

Fig.27: UCI de 0,76 em cordão hiperenrolado em gravidez de termo

Pontuação de Apgar no enrolamento do cordão umbilical

Gupta et al. [44] e Padmanabhan et al. [45] descobriram que o grupo hipocoilizado estava associado a um Apgar de 1 minuto >4. Monique et al. [46] observaram que a hipocoilização estava associada a um Apgar baixo <7 aos 5 minutos. Isso foi explicado por um experimento de Georgious et al [47] no qual a perfusão venosa foi medida em cordões submetidos a uma força de cerco apertada padronizada. Foi encontrada uma relação inversa significativa entre o índice de enrolamento e o peso mínimo necessário para ocluir a perfusão venosa. Assim, o hipocoilamento pode dar lugar a dobras e compressão, enquanto o hipercoilamento pode dar lugar à oclusão em casos de emaranhamento do cordão. Isso pode ajudar a explicar a associação com o baixo índice de Apgar em cordões hipocolecionados.

Gupta et al [44] estudaram 107 cordões umbilicais e verificaram que os bebés com Apgar <7 tinham um UCI significativamente mais baixo do que os bebés com Apgar >7. Padmanabhan et al. [45] estudaram 130 cordões umbilicais e descobriram que o grupo hipocoagulado estava associado a Apgar baixo <7.

Uma tendência é que a UCI se torne menor no terceiro trimestre em comparação com o segundo trimestre [48]. No entanto, o nível de alongamento do cordão umbilical varia em cada feto e, portanto, a alteração da IU é individual.

Definição de UCI verdadeira, hipocoiling e hipercoiling

No momento do parto, a densidade do enrolamento vascular umbilical foi avaliada quantitativamente usando o ICU, determinado pela divisão do número de espirais vasculares completas num determinado cordão pelo comprimento do cordão em centímetros. O hipocoilamento foi definido como um cordão com um ICU verdadeiro menor ou igual a 0,1, o enrolamento normal como um ICU entre 0,1 e 0,3, e o hipercoilamento como um ICU igual ou superior a 0,35 [25].

Mittal et al, num estudo realizado em 200 mulheres grávidas com uma gravidez única sem complicações, entre as 20 e as 24 semanas de gestação, referiram que a ICU anormal, sob a forma de hipo ou hipercoilagem, está associada a vários resultados adversos a nível pré-natal e neonatal [49].

Verkleij et al [50] estudaram 737 gestações nas quais o IAC foi medido entre 16 e 21 semanas de gestação por meio de US no momento da amniocentese e não encontraram associação significativa com trissomia do cromossomo 21 ou outras anomalias cromossômicas.

O aUCI médio em vários estudos no passado foi:

- Ostubo et al [29] 0,39 +- 0,03 espirais/cm;
- Degani et al [42] 0,42 +- 0,12 espirais /cm;
- Predanic e Perni [51] 0,403 +- 2SD bobinas /cm;
- De Laat et al [6] 0,3 +-0,09 espirais /cm

Rana e Ebert [36] concluíram que o hipercoiling está associado a um aumento da incidência de parto prematuro. de Laat e Nikkels5 [8] demonstraram que tanto o overcoiling quanto o undercoiling estavam associados a partos prematuros.

Rana e Ebert [36] concluíram que espirais hipocoilizadas podem ser preditoras de potencial parto intervencionista e distúrbios intraparto da FCF. Predanic e Perni [51] descobriram que um estado fetal não tranquilizador no trabalho de parto foi observado em

25,7 % dos fetos com enrolamento anormal em comparação com 11 % dos fetos com enrolamento normal.

Predanic e Perni [51] mostraram que o enrolamento anormal estava associado significativamente a recém-nascidos pequenos para a idade gestacional ao nascimento. Degani et al [27] concluíram que o melhor preditor isolado de um recém-nascido pequeno para a idade gestacional era o índice de enrolamento com sensibilidade de 79%, especificidade de 86,5%, valor preditivo positivo de 72% e valor preditivo negativo de 90,5%. de Laat [52] observou que tanto o hiperenrolamento quanto o hipocoilamento estavam significativamente associados a um escore de Apgar baixo em comparação com o normocoilamento.

Estudo realizado por de Laat [5] no terceiro trimestre, tanto o cordão umbilical hipocoilado quanto o hipercoilado foram associados a retardo do crescimento fetal e parto intervivos, porém não foram associados a outros desfechos perinatais.

UCI e cordas nucais [31].

o Neonatos com cordões nucais = 0,18 □ 0,09 espirais / cm.

o Neonatos sem cordões nucais = 0,21 □ 0,07 espirais / cm.

. UCI = 0,10 espirais / cm - 42% tinham cordas nucais.

. UCI □ 0,30 espirais / cm - 4,8% tinham cordões nucais.

- Os cordões mais enrolados são menos fáceis de enrolar à volta do pescoço do feto.

- Assumindo um índice médio de enrolamento de 0,2 espirais/cm, existem 10-12 espirais vasculares entre os locais de inserção do feto e da placenta.

- Pode ser enrolada de 0 a 40 torções (0 torções observadas em 5% das gravidezes e está associada a um aumento da morbilidade e mortalidade fetal)

- Espirais esquerdas 87,5%, espirais direitas 11,8%, <2% ambas as espirais esquerda e direita. Geralmente uma média de 11 espirais ao longo do seu comprimento.

Enrolamento esquerdo : direito = 7:1.

Quin et al. [53] sugerem que há uma mudança progressiva na IU ao longo do comprimento do cordão (e sugere um hábito consistente de medir sequencialmente em uma direção), além das diferenças observadas nas inserções placentárias e fetais. Sugerem que o enrolamento umbilical se altera após a formação inicial de espirais no primeiro trimestre. O enrolamento à esquerda ocorreu seis a sete vezes mais freqüentemente do que à direita. A direção do enrolamento foi alterada após o exame ultra-sônico em um quarto dos casos de nossa série [40].

As inversões de enrolamento podem ocorrer várias vezes no mesmo cordão, enquanto os segmentos rectos podem também ocasionalmente intervir entre porções que são normalmente enroladas.

A UCI tem dois componentes, o número de espirais e o comprimento total do cordão umbilical. Houve uma correlação linear entre o comprimento do cordão e o número de espirais em um estudo [40], porém o hiperenrolamento *em si* não foi associado a cordões longos. Essa tendência já foi relatada anteriormente e acredita-se que esteja relacionada ao aumento da atividade fetal entre os bebês do sexo masculino.

Foi sugerido que a realização da ecografia mais cedo (entre os 12 e os 16 semanas de gestação), pode ser útil na identificação de

A hipocoilização demonstrou ser preditiva do desenvolvimento de restrição de crescimento intrauterino [50]. No entanto, a sensibilidade para a deteção de hipercoilagem diminuiria, uma vez que a maioria dos cordões apresenta hipercoilagem nesta fase precoce da gestação.

A identificação de cordões hipocolecionados é também relevante em gravidezes mais tardias, uma vez que estão associados a uma maior incidência de emaranhamento do cordão nucal do que os cordões com uma ICU normal, o que pode levar a stress oxidativo no neonato [1].

A média de UCI relatada por vários autores é apresentada na tabela 1.

Tabela 1: Média de UCI em vários estudos.

Author	UCI
Strong et al. [25]	0.21 + 0.07
Rana et al. [36]	0.19 + 0.1
Ercal et al. [26]	0.20 + 0.1
Ezimokhai et al. [54,55,]	0.26 + 0.09
de Laat et al. [5]	0.17 + 0.009

As principais anomalias do cordão umbilical incluem anomalias do local de inserção do cordão: velamentoso (Fig.28) e inserção marginal do cordão (Fig.29), cordão hiperenrolado e cordão nucal [31].

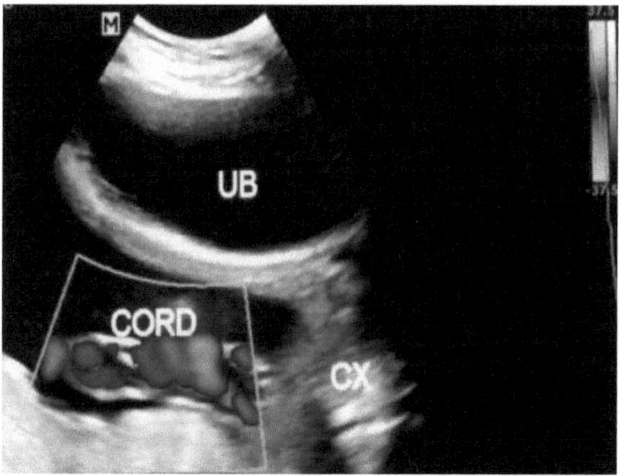

Fig.28: Cordão umbilical velamentoso na gravidez de 36 semanas com hipercoilagem

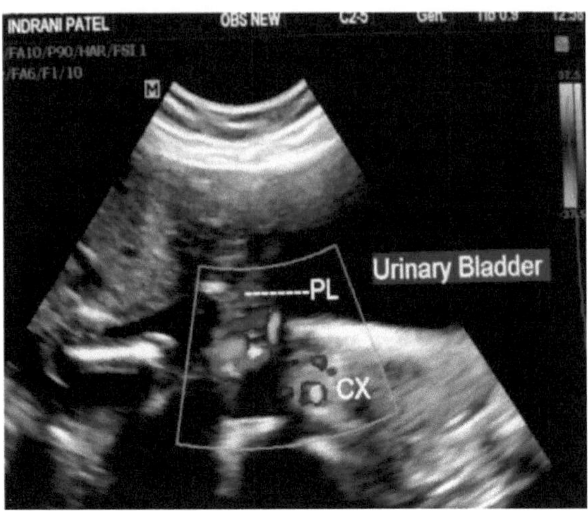

Fig.29: Inserção marginal do cordão umbilical na placenta

Hasegawa et al [2] acreditam que a deteção pré-natal de anomalias do cordão umbilical deve reduzir o número de cesarianas de emergência e de morte fetal intra-uterina.

Resultado fetal com anomalias do cordão umbilical

A deteção pré-natal de enrolamentos anormais por ultrassom pode levar à identificação de fetos em risco.

Foi relatado que o enrolamento anormal é mais frequente na diabetes gestacional [54] e na pré-eclâmpsia [55]. Foi relatada uma maior frequência de trombose dos vasos da placa coriónica, trombose venosa umbilical e estenose do cordão umbilical [3].

Foi sugerido que os cordões não enrolados são estruturalmente menos capazes de resistir a forças externas e estão associados a morte intra-uterina, parto pré-termo, desacelerações repetidas da frequência cardíaca intraparto e parto operatório por sofrimento fetal, coloração do mecónio e aneuploidia [34].

Os valores de sensibilidade da ecografia pré-natal para prever a hipocoagulação ou a hipercoagulação foram de 78,9% e 25,4%, respetivamente [31].

Predanic et al [28] relataram que o IU não está associado à espessura do cordão umbilical ou ao peso fetal. Degani et al [42] relataram que a IU não estava associada ao índice de Doppler arterial umbilical. Isso implica que a causa da associação do IU com os resultados perinatais é outro fator que não os fatores hemodinâmicos, como a espessura do cordão umbilical ou as formas de onda do Doppler sanguíneo.

Vários estudos relataram que o ICU anormal verificado no período pós-natal (ICUp) estava associado a resultados perinatais desfavoráveis [3, 5,25,26,55].

Jo YS et al [43] relataram um aumento na admissão na UTIN no grupo hipocoiled em comparação com o grupo normocoiled e hipercoiled.

Capítulo 10

Importância do enrolamento do cordão umbilical

Foram efectuados e descritos na literatura vários estudos relativos ao diagnóstico ecográfico pré-natal da hipocoagulação e ao seu impacto na morbilidade e mortalidade fetais. Todos estes estudos apontam para o aumento da incidência das seguintes condições associadas à hipocoagulação do cordão umbilical: sofrimento fetal, oligohidrâmnio, parto pré-termo, atraso de crescimento, coloração de mecónio durante o parto, alterações da frequência cardíaca fetal, pH baixo do cordão umbilical, etc. Outros pesquisadores [37] encontraram uma associação entre cordões hipocoilares e trissomia do cromossomo 21. De qualquer forma, todos os casos de cordão hipocolado descobertos na ultrassonografia devem ser acompanhados de perto e repetidamente para excluir e prevenir morbidade e mortalidade fetal.

Os cordões hiperenrolados, para além de serem possíveis marcadores de desenvolvimento anormal, estão associados a outras complicações, incluindo restrição do crescimento intrauterino, acidose fetal e asfixia. Nenhum mecanismo hemodinâmico conclusivo para explicar essas associações foi ainda determinado, mas esses cordões hiperenrolados podem estar em risco aumentado de causar embaraço ao fluxo fetoplacentário em associação com compressão externa, como o enrolamento da nuca. São necessários mais estudos para explorar esses mecanismos.

Limitações da técnica

1. É uma técnica dependente do operador
2. A UCI é difícil de calcular em oligohidrâmnios e em pacientes obesas
3. Nem todas as CU hipocoiladas ou hipercoiladas são anormais

Capítulo 11

Resumo

Em resumo, parece haver associações consistentes e clinicamente significativas entre o enrolamento anormal e uma série de resultados adversos na gravidez. Os cordões hipocoilados estão principalmente associados a morte intra-uterina, anomalias fetais e inserção anormal; por conseguinte, é provável que representem um marcador de desenvolvimento anormal intrínseco subjacente e estão também possivelmente associados a um risco acrescido de redução aguda do fluxo sanguíneo devido a dobras.

Capítulo 12

Conclusão

O exame específico do cordão umbilical deve ser realizado no início da gravidez, uma vez que muitos pormenores do desenvolvimento do cordão umbilical se tornam cada vez mais difíceis de demonstrar na ecografia com o aumento da idade gestacional. Um índice de enrolamento umbilical anormal é um indicador de resultados perinatais adversos.

No entanto, as anomalias isoladas do cordão umbilical têm, na sua maioria, um prognóstico favorável.

A avaliação ecográfica do enrolamento do cordão umbilical no final do segundo trimestre pode ser útil na identificação de fetos em risco e no planeamento de uma gestão adequada da gravidez.

Capítulo 13

Pontos de aprendizagem

1. Normalmente, o cordão umbilical é visto após as 8 semanas de gestação

2. O enrolamento do cordão deve ser avaliado entre as 22 e as 28 semanas de gestação

3. A UCI é calculada pela fórmula: 1/distância em centímetros entre um par de bobinas, ou seja, distância entre bobinas do cabo

4. O índice de enrolamento ajuda a determinar se o cordão está normocoilizado, hipocoilizado ou hipercoilizado

5. O resultado perinatal pode ser afetado negativamente por um cordão umbilical hipocoiled ou hipercoiled

6. Não foram relatadas anomalias cromossómicas associadas a enrolamentos anormais.

Referências

1. Moshiri M, Zaidi S F, Robinson T J. et al. Revisão exaustiva da imagiologia das anomalias da zona umbilical cordão. Radiographics. 2014;34:179-196. [PubMed]

2. Hasegawa J, Matsuoka R, Ichizuka K. et al. Diagnóstico por ultrassom e tratamento de anormalidades do cordão umbilical. Taiwan J Obstet Gynecol. 2009;48:23-27. [PubMed]

3. Machin GA, Ackerman J, Gilbert BE. Cordão umbilical anormal

O coiling está associado a resultados perinatais adversos. Pediatr Dev Pathol. 2000; 3: 462-71

4.Ross JA, Jurkovic D, Zosmer N et al. Umbilical cord cysts in early pregnancy. Obstet Gynecol 1997, 89: 442

5. de Laat MW, Franx A, van Alderen ED, Nikkels PG, Visser GH. The umbilical coiling index, a review of the literature. J Matern Fetal Neonatal Med Feb 2005;17(2):93e100.

6. SadlerTW: In: Embriologia Médica de Langman. Lippincott Williams & Wilkins, 12ª ed. 2012, cap 8, p 107-108

7. Bosselman S, Mieke G. Avaliação ecográfica do cordão umbilical. Geburtshilfe Frauenheilkd 2015 Aug; 75(8): 80818. Doi. 10.1055/s-0035-1557819.

8. Meyer WW, Rumpelt HJ, Yao AC, Lind J (julho de 1978). "Estrutura e mecanismo de fecho da artéria umbilical humana". Eur. J. Pediatr. *128* (4): 24759. doi :10.1007/BF00445610. PMID 668732.

9. Kiserud, T.; Acharya, G. (2004). "A circulação fetal". Diagnóstico pré-natal. **24** (13): 1049

1059. doi:10.1002/pd.1062. PMID 156148 42

10.

10.Cohain, J. S. (2010). "Uma proposta de protocolo para a gestão da terceira fase - os 3,4,5,10 minutos de Judy

método". Nascimento. **37** (1): 84

85. doi:10.1111/j.1523- 536x.2009.00385_2.x.

11.Yao AC, Lind J, Lu T (1977). "Fechamento da artéria umbilical humana: uma demonstração fisiológica da teoria de Burton". Eur. J. Obstet. Gynecol.

Reprod. Biol. 7 (6): 3658. doi:10.1016/0028- 2243(77)90064-8. PMID 264063.

12. Ferguson V L, Dodson R B. Bioengineering aspects of the umbilical cord. Eur J Obstet Gynecol Reprod Biol. 2009;144 01:S108- S113. [PubMed]

13. Dodson RB, Hunter KS, Ferguson VL. Elastic Properties of the Human Umbilical Cord in Preeclampsia (Propriedades elásticas do cordão umbilical humano na pré-eclâmpsia). Sociedade Americana de Engenheiros Mecânicos, documento n.º SBC2011-53673, pp. 799-800; doi:10.1115/SBC2011- 5367334.

14. Raio L, Ghazzi F, Cromi A et al. Sonographic morphology and hyaluronan content of umbilical cords of healthy and Down syndrome fetuses in early gestation (Morfologia ultra-sonográfica e conteúdo de hialuronano dos cordões umbilicais de fetos saudáveis e com síndrome de Down no início da gestação).

Early Hum Dev 2004 Apr; 77(1-2): 1-12

15. Jang DG, Jo YS, Lee SJ et al. Resultados perinatais e caraterísticas clínicas maternas em RCIU com velocidade de fluxo diastólico final

ausente ou invertida na artéria umbilical. Arch Gynecol Obstet 2011 Jul ; 284(1): 73-8

16.Weisman A, Jakobi P, Bronshtein M et al. Sonographic measurement of the umbilical cord and vessels during normal pregnancy. J Ultrasound Med 1994, 13:11

17. Raio L, Ghezzi F, Di Naro E. et al. Sonographic measurement of the umbilical cord and fetal anthropometric parameters. Eur J Obstet Gynecol Reprod

Biol. 1999;83:131-135. [PubMed] 18. Gordon Z, Eytan O, Jaffa A J. et al. Análise hemodinâmica da anastomose de Hyrtl na placenta humana. Am J Physiol Regul Integr Comp Physiol. 2007;292:R977- R982. [PubMed]

19. Sepulveda W, Peek M J, Hassan J. et al. Umbilical vein to artery ratio in fetuses with single umbilical artery. Ultrasound Obstet Gynecol. 1996;8:23-26. [PubMed]

20.Voskamp B J, Fleurke-Rozema H, Oude-Rengerink K. et al. Relationship of isolated single umbilical artery to fetal growth, aneuploidy and perinatal mortality: systematic review and metaanalysis. Ultrasound Obstet Gynecol. 2013;42:622-628. [PubMed]

21. Mailath-Pokorny M, Worda K, Schmid M. et al. Artéria umbilical única isolada: avaliação do risco de resultados adversos na gravidez. Eur J Obstet Gynecol Reprod Biol. 2015;184:80-83. [PubMed]

22.Weichert J, Hartge D, Germer U. et al. Persistent right umbilical vein: a prenatal condition worth mentioning? Ultrasound Obstet Gynecol. 2011;37:543-

548. [PubMed]

23. Bhutia K L, Sengupta R, Upreti B. et al. A hipertensão induzida pela gravidez está associada a padrões anatómicos alterados da anastomose de Hyrtl. Anat Rec (Hoboken) 2014;297:819-

825. [PubMed]

24.Wang HS, Hung SC, Peng ST, H uang CC, Wei HM, Guo YJ, et al. Mesenchymal stem cells in the Wharton'sjelly of the human umbilical cord. Stem

Células 2004; 22: 1330

7. Crossre , Medlin , ISI

25. Strong TH Jr, Jarles DL, Vega JS, Feldman DB. The umbilical coiling index. Am J Obstet Gynecol 1994; 170: 29-32 26. Ercal T, Lacin S,

Altunyurt S et al. Umbilical coiling index : Is it a marker for the fetus at risk? Br J Clin Pract 1996; 50: 254-6 27. Degani S, Leibovich, Shapiro I et al. Early second -trimester low umbilical coiling index predicts small-for-gestational-age- fetuses. J Ultrasound Med2001;20:1183-88

28. Predanic M, Perni SC. Ausência de relação entre a espessura do cordão umbilical e os padrões de enrolamento. J Ultrasound Med. 2005;24:1491-6. [PubMed]

29. Otsubo Y, Yoneyama Y, Suzuki S et-al. Avaliação ecográfica da inserção do cordão umbilical com o índice de enrolamento umbilical. J Clin Ultrassom. 27 (6): 341-4. J Clin Ultrassom (link) - Citação Pubmed

30. Lacro RV, Jones KL, Benirschke K. The umbilical cord twist: Origin, direction and relevance. Am J Obstet Gynecol 1987;157:833-838.

31. Predanic M, Perni SC, Chasen S T, Baergen RN, Chervenak FA. Avaliação do enrolamento do cordão umbilical durante o exame anatómico ultrassonográfico fetal de rotina no

segundo trimestre. *J Ultrassom Med* 2005; **24**: 185-91.

32.Van Dick CC, Franx A, De Latt MWM et al. The umbilical coiling index in normal pregnancy. J Matern Fetal Neonatal Med 2002;11 : 280-3

33. Edmonds HW. The spiral twist of the normal umbilical cord in twins and in singletons. Am J Obstet Gynecol Jan 1954;67(1):102e20.

34. Strong TH, Elliott JP, Radin TG. Non-coiled umbilical blood vessels: a new marker for the fetus at risk (vasos sanguíneos umbilicais não enrolados: um novo marcador para o feto em risco). Obstet Gynecol. 1993;81 (3): 409-11. - Citação Pubmed

35. Ernst LM. , Mintum L , Huang MH., Curry E. E.J. Su. Gross patterns of umbilical cord coiling: Correlações com a histologia placentária e natimortalidade. Placenta 34 (2013) 583e588

36. Rana J, Ebert GA, Kappy KA. Adverse perinatal outcome in patients with an an anormal umbilical coiling index. Obstet Gynecol Apr 1995;85(4):573e7.

37.Ballard JL, Khoury JC, Wedig K et al. New Ballard score, expanded to include extremely premature infants.

Pediatr 1991; 119: 417-23 38. Blickstein I, Varon Y, Varon E. Implementações das diferenças nos índices de enrolamento em diferentes segmentos do cordão umbilical. Gynecol obstet Invest 2001; 52: 203-6

39. Predanic M, Perni SC, Chervenak FA. Antenatal umbilical coiling index and Doppler flow characteristics. Ultrasound Obstet Gynecol. 2006;28 (5): 699703. doi:10.1002/uog.2745 - Pubmed citation

40. Narayan R Saaid R Pedersen L et al. Avaliação ultra-sonográfica da morfologia do cordão umbilical no primeiro trimestre: um estudo de viabilidade Fetal Diagn Ther 2015 [Epub ahead of print] [PubMed]

41. Strong TH Jr, Jarles DL, Vega JS, Feldman DB. Am J Obstet Gynecol. The umbilical coiling index. 1995 Feb;172 (2 Pt 1):718-20

42.

Degani S, Lewinsky RM, Berger H, Spiegel D. Estimativa ecográfica do índice de enrolamento umbilical e correlação com as caraterísticas do fluxo Doppler. *Obstet Gynecol 1995;* ***86****: 990*

43. Jo YS, Jang DK, Lee G. The Sonographic Umbilical Cord Coiling in

Late Second Trimester of Gestation and Perinatal Outcomes (O enrolamento do cordão umbilical por ultrassonografia no final do segundo trimestre de gestação e os resultados perinatais). Int J Med Sci 2011; 8(7): 594- 98.Doi: 10.7150/ijms.8.594

44. Gupta S, Faridi MMA, Krishnan J. Umbilical coiling Indes. J Obstet Gynecol India. 2006;56:315-319.

45. Padmanabhan LD, Mhaskar R, Mhaskar A. Umbilical vascular coiling and the perinatal outcome. J Obstet Gynecol India. 2001;51:43-44.

46. Monique de Laat WM, Frank A, Bots M, et al. Umbilical coiling index in normal

e gravidezes complicadas. Obstet Gynecol. 2006;107:1049-1055. doi: 10.1097/01.AOG.0000209197.84185.15. [PubMed] [Cross Ref]

47. Georgiou HM, Rice GE, Walker SP, et al. The effect of vascular coiling on venous perfusion during experimental umbilical cord encirclement. Am J Obstet Gynecol. 2001;184:673-678. doi: 10.1067/mob.2001.110295. [PubMed] [Cr oss Ref]

48. Kurita M, Hasegava J, Mikoshiba T et al. Avaliação ultra-sonográfica da quantidade de gelatina de Wharton e do índice de enrolamento

umbilical. Fetal Diagn Ther 2009; 26: 85-89

49. Mittal A, Nanda S, Sen J.

Índice de enrolamento umbilical pré-natal como fator de previsão perinatal resultado. Arch Gynecol

Obstet. 2015;291:763-768. [PubMed]

50. Verkleij C P, van Oppen A C, Mulder E J. et al. Evaluation of antenatal umbilical coiling index at 16-21 weeks of gestation as a predictor of trisomy 21 and other chromosomal defects. Ultrasound Obstet Gynecol. 2013;42:545- 552. [PubMed]

51.Predanic M, Perni SC, Chasen ST et al. Ultrasound evaluation of abnormal umbilical cord coiling in second trimester of gestation in association with adverse pregnancy outcome. Am J Obstet Gynecol 2005;193: 387-94

52. de Laat MW, Franx A, Nikkels PG, Visser GH. Previsão ultra-sonográfica pré-natal do índice de enrolamento umbilical no nascimento e resultado adverso da gravidez. Ultrasound Obstet Gynecol. 2006;28(5):704-709. doi: 10.1002/uog.2786. [PubMed] [Cross Ref]

53. Y. Qin, T.K. Lau, M.S. Rogers. (2002) Second-

avaliação ultra-sonográfica trimestral do índice de enrolamento umbilical. Ultrassom em Obstetrícia e Ginecologia 2000:20:458463.

54. Ezimokhai M, Rizk DE, Thomas L. Abnormal vascular coiling of the umbilical cord in gestational diabetes mellitus. Arch Physiol Biochem 2001 Jul;109(3):209-14.

55. Ezimokhai M, Rizk DE, Thomas L. Maternal risk factors for abnormal vascular coiling of the umbilical cord. Am J Perinatol 2000;17(8):441-5.

56. Ertan AK, Schmidt W. Umbilical cord entanglement and color-coded Doppler ultrasound. Geburtshilfe Frauenheilkd 1994 Apr;54(4):196-203.

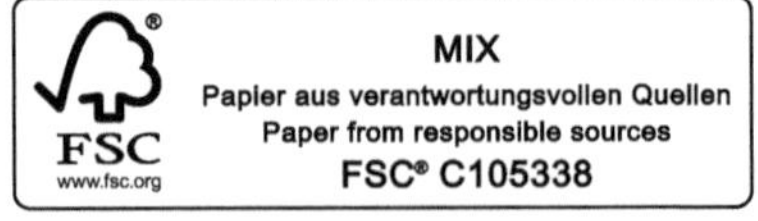

Printed by Books on Demand GmbH, Norderstedt / Germany